BEI GRIN MACHT SICH IHR WISSEN BEZAHLT

AF138479

- Wir veröffentlichen Ihre Hausarbeit, Bachelor- und Masterarbeit

- Ihr eigenes eBook und Buch - weltweit in allen wichtigen Shops

- Verdienen Sie an jedem Verkauf

Jetzt bei www.GRIN.com hochladen und kostenlos publizieren

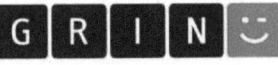

Das Morbus-Parkinson-Syndrom und seine Behandlungsmöglichkeiten

Britta Bartl

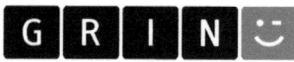

Bibliografische Information der Deutschen Nationalbibliothek:

Die Deutsche Nationalbibliothek verzeichnet diese Publikation in der Deutschen Nationalbibliografie; detaillierte bibliografische Daten sind im Internet über http://dnb.d-nb.de abrufbar.

ISBN: 9783346619761
Dieses Buch ist auch als E-Book erhältlich.

© GRIN Publishing GmbH
Nymphenburger Straße 86
80636 München

Druck und Bindung: Books on Demand GmbH, Norderstedt Germany
Gedruckt auf säurefreiem Papier aus verantwortungsvollen Quellen

Das Buch bei GRIN: https://www.grin.com/document/1181897

Fallstudie

Morbus Parkinson und das Problem des „Nicht-Telefonierens"

abgegeben am 07. September 2020 online im E-Campus

Modul: Biologische Psychologie und Medizinische Grundlagen

Von

Britta Bartl

Studiengang: Prävention und Gesundheitspsychologie (M.Sc)

Inhalt

Abkürzungsverzeichnis

ADL   Activities of Daily Living

COMT   Catechol-O-Methyltransferase-Hemmer

DIMDI   Deutsches Institut für Medizinische Dokumentation und Information

DGN   Deutsche Gesellschaft für Neurologie

DPG   Deutsche Gesellschaft für Parkinson und Bewegungsstörung

ICD   International Classification of Diseases

L-Dopa   Levodopa

LSVT   Lee Silvermann Voice Treatment

MAO-B   Monoaminooxidase-Hemmer

MP   Morbus Parkinson

NMDA   N-Methyl-D-Aspartat-Rezeptoren

UPDRS   Unified Parkinson´s Disease Rating Scale

Tabellenverzeichnis

Abbildungsverzeichnis

1. Einleitung

Die vorliegende Fallstudie wurde im Rahmen des Moduls „Biologische Psychologie und Medizinische Grundlagen" entwickelt.

Im Fokus dieser Arbeit steht die Erkrankung des Morbus-Parkinson-Syndroms (MP). MP ist eine Erkrankung des Nervensystems. Die Krankheit geht mit einer Vielzahl an Symptomen einher und kann in jedem Lebensalter auftreten. Die Symptome können unterschiedlich stark ausgeprägt sein und reichen von körperliche über psychische bis zu geistige Beeinträchtigungen. Nach der Alzheimer-Krankheit gilt das Morbus Parkinson Syndrom als die zweithäufigste neurodegenerative Erkrankung (Deutsche Parkinsongesellschaft, 2020). MP gilt als unheilbar. Dennoch gibt es verschiedene Therapiemöglichkeiten, die alle zum Ziel haben, den Krankheitsverlauf zu verlangsamen und die Symptome, sowie die damit einhergehenden Beschwerden zu reduzieren, sodass die Lebensqualität der Betroffenen weitestgehend erhalten bleibt.

1.1 Problemstellung und Zielsetzung der Arbeit

Neben dem theoretischen Hintergrund zum Parkinson-Syndrom beinhaltet die vorliegende Studie ein Fallbeispiel über einen Parkinson-Patienten. Das Fallbeispiel beschreibt einen 55-jährigen Patienten, der im Alter von 39 Jahren die Diagnose „Primäres Parkinson-Syndrom" erhielt. Krankheitsbedingt musste der ehemalige Geschäftsführer eines mittelständischen Unternehmens in Frührente gehen. Neben einer medikamentösen Therapie erhält der Patient einmal wöchentlich Physiotherapie, um die Mobilität zu fördern. Eine aktuelle Problematik ergibt sich dadurch, dass der Patient seit geraumer Zeit sich allen möglichen Aktivitäten entzieht und vor allem das Telefonieren meide, aus Angst er könne stürzen und sich nicht ausreichend verständlich machen.

Ziel der Arbeit ist es zum einen das Parkinson-Syndrom in seinem Erscheinungsbild darzustellen. Es wird auf die Symptomatik, den Krankheitsverlauf, die Ursachen, sowie Diagnose und aktuelle Prävalenz- und Inzidenzraten eingegangen. Zum anderen soll das Fallbeispiel thematisiert und in Bezug auf die im Theorieteil dargestellten wissenschaftliche Erkenntnisse diskutiert werden. Insbesondere soll das Problem des „Nicht-Telefonierens" erläutert und analysiert werden. Um eine Lösung für das Problem des „Nicht-Telefonierens" und dem Entziehen jeglicher Aktivitäten zu bieten, werden alltagsrelevante Therapieansätze präsentiert. Dabei werden sowohl medikamentöse als auch nichtmedikamentöse Therapieansätze berücksichtigt.

1.2 Aufbau der Arbeit

Die Arbeit gliedert sich in sechs Kapitel. Nach dieser Einleitung, dem ersten Kapitel, folgt der Theorieteil. Dieser stellt das Parkinson-Syndrom in seinem Symptom- und Verlaufsbild dar und gibt einen Überblick über die aktuellen Prävalenz- und Inzidenzzahlen. Zudem wird auf die Ursachen und Diagnose von MP eingegangen. Im anschließenden Methodikteil, dem dritten Kapitel, folgt die Darstellung alltagsrelevanter Therapieansätze. Im Rahmen des vierten Kapitels erfolgt die Thematisierung des Fallbeispiels. Dabei werden das Krankheitsbild des Patienten, sowie die Symptomatik und der Krankheitsverlauf erläutert. Insbesondere wird auf das Problem des Nicht-Telefonierens eingegangen und Behandlungsmöglichkeiten präsentiert. Im fünften Kapitel folgt eine kritische Diskussion. Die Arbeit schließt im sechsten Kapitel mit einem Fazit ab.

2. Theorie

In den folgenden Kapiteln erfolgt die Darstellung des theoretischen Hintergrunds zu MP anhand aktueller wissenschaftlicher Literatur.

2.1 Morbus Parkinson

Das Parkinson-Syndrom ist ein syndromatischer Oberbegriff. Dabei unterscheidet man zwischen verschiedenen Ätiologien. So wird ein idiopathisches Parkinson-Syndrom von einem nicht-idiopathischen Parkinson-Syndrom unterschieden. Idiopathisch bedeutet „ohne erkennbaren Grund" (DGN, 2016, S. 8). Für das idiopathische Parkinson-Syndrom finden sich in der Literatur verschiedene Synonyme. So werden neben dem Begriff des idiopathischen Parkinsons auch oft die Begriffe des Morbus Parkinsons oder des Primären Parkinsons-Syndroms verwendet. In der Aufgabenstellung wurde ein Patient mit der Diagnose eines Morbus Parkinsons beschrieben. Daraus folgend liegt der Fokus der Arbeit im weiteren Verlauf auf dem Krankheitsbild des Morbus Parkinsons. Das nicht-idiopathische Krankheitsbild des Parkinsons wird nicht näher erläutert.

Die Parkinson Erkrankung ist eine Störung des Nervensystems und gehört den Basalganglienerkrankungen an (Leplow & Pateow, 2016, S. 337f). Der Fachterminus der Basalganglien beschreibt im Großhirn drei Kerngebiete, die aus einer Gruppe von Kernen bzw. Nervenzellkörpern bestehen. Die Kerngebiete beinhalten den Nucleus caudatus, Globus pallidus und das Putam. Diese drei Hirnteile haben die Funktion die Ausführung geplanter Bewegungen zu unterstützen und zu kontrollieren (Paula, 2014, S. 53f). Bei der Parkinson

Erkrankung liegt ein Dopaminmangel in den Basalganglien vor, sodass die Nervenzellen nicht mehr adäquat versorgt werden können. Bei dieser Unterversorgung spielt eine Bahn, die von der Substantia nigra zu den beiden Bereichen des Nucleus caudatus und des Putamen führt eine große Rolle. Diese Bahn leitet wichtige Neurotransmitter weiter, um die Funktionsfähigkeit der Basalganglien zu ermöglichen. Ist die Leitung gestört, liegt in Folge ein Dopaminmangel vor. Dopamin ist ein Botenstoff und spielt bei der Bewegungsplanung im Gehirn eine wichtige Rolle (Straube, 2018, S. 34). Ein Dopaminmangel bewirkt ein Ungleichgewicht von verschiedenen Neurotransmittern, wie z.B. Acetylcholin oder Noradrenalin. Durch das Ungleichgewicht der Neurotransmitter kommt es zu neurologischen Störungen (Zeyfang, 2018, S. 146). Die Folgen dieser neurologischen Störungen, die in Form von unterschiedlichen Symptomen auftreten können, werden im Kapitel 2.2 erläutert.

In der International Classification of Diseases (ICD, 10. Revision) ist die Parkinson-Erkrankung im Kapitel VI eingeordnet. Dieses Kapitel enthält alle Krankheiten des Nervensystems. Das Primäre Parkinson-Syndrom findet sich unter G.20. So werden verschiedene Schweregrade unterschieden. G20.0 beschreibt das Parkinson Syndrom mit fehlender oder geringer Beeinträchtigung. G20.1 impliziert eine mäßige bis schwere Beeinträchtigung. G20.2 beschreibt Symptome mit schwerster Beeinträchtigung. Bei dieser Einteilung erfolgt eine Orientierung an dem Stadienprotokoll nach Hoehn und Yahr (DIMDI, 2020). Dieses Stadienprotokoll wird im Kapitel 2.4 näher erläutert.

2.2 Symptomatik

Die Parkinson-Krankheit zeigt Symptome, die sich durch das Vorliegen einer Bradykinese, Hypokinese oder eine Akinese und eines der folgenden Kardinalsymptome, in unterschiedlicher Ausprägung, zeigen:

- Rigor
- Ruhetremor
- Postulare Instabilität (DGN, 2016, S. 8).

Die diversen Fachtermini werden folgend in ihrer Definition erläutert.

Bradykinese steht für die Verlangsamungen der Bewegungsabläufe. So kann z.B. neben einer Sprechverlangsamung eine Störung der Geschicklichkeit vorliegen, sodass z.B. dem Patienten das Zuknöpfen eines Kleidungsteils schwerfällt. Zudem ist oftmals ein verändertes Gang- und Schriftbild zu beobachten. So pendelt z.B. der Arm beim Gehen nicht mehr mit oder ein Bein wird nachgezogen. Auch die Mimik ist oftmals von einer Bradykinese betroffen. Viele

Patienten zeigen als Symptom ein Maskengesicht. Das Gesicht des Kranken verharrt im späteren Stadium in einer Starre. (Mader & Riedl, 2018, S. 355).

Die **Hypokinese** meint die verkleinerten Bewegungen, die der Patient aufgrund der Krankheit ausführt. Charakteristisch für die Hypokinese sind die kleinen „Trippelschritte" während des Gehens.

Akinese bezeichnet die Unfähigkeit eine Bewegung zu beginnen bis hin zur Bewegungslosigkeit. Dies kann unterschiedliche Auswirkungen haben. So fällt es den Betroffenen oft schwer eine Tasse vom Tisch zum Mund zu führen. Im späteren Verlauf der Krankheit kann die Sturzneigung erhöht sein oder der Patient ist nicht mehr in der Lage selbstständig aufzustehen. Auch ein sich Umdrehen im Bett ist je nach Krankheitsverlauf nicht mehr möglich. Viele Patienten zeigen als Symptom ein Maskengesicht. Das Gesicht des Kranken verharrt in einer Starre.

Durch die Bewegungsbeeinträchtigungen bedingt durch Bradykinese, Hypokinese und Akinese besteht im fortgeschrittenem Stadium eine erhöhte Sturzgefahr für den Patienten.

Unter dem Begriff **Rigor** versteht man die Tonuserhöhung der Muskulatur. Diese Tonuserhöhung äußert sich in langsameren Bewegungsabläufen und einer gebeugten Haltung des Patienten. Diese gebeugte Haltung wird auch als **Posturale Instabilität** bezeichnet. Die Haltung ist meist gebeugt und symmetrisch (Nebel & Deuschl, 2008, S. 3). Die vornübergebeugte Haltung des Erkrankten bedingt sich durch die Tonuserhöhung der Rumpfmuskulatur, sodass der Patient sich nach vorne beugt. Durch die andauernde Fehlhaltung entstehen starke Rückenschmerzen. Neben dem Rücken können auch die Fuß- und Wadenmuskulatur betroffen sein. Liegt hier ein Rigor vor, bewirkt dies schmerzhafte Krämpfe im Fuß- und Wadenbereich. Zudem ist der erhöhte Tonus der Muskulatur auch im Ruhezustand möglich und kann beim Betroffenen starke Schmerzen bewirken. Rigor verursacht ferner ein Steifigkeitsgefühl.

Das Symptom des **Ruhetremors** zeigt das häufigste Symptom der Parkinson Erkrankung und äußert sich in einem grobschlägigen Muskelzittern einzelner oder mehrerer Körperteile, wie z.B. der Hände oder Füße. Dies führt wiederum zu Problemen beim Trinken und Trinken, sowie beim Gehen.

Darüber hinaus kann es im Verlauf der Krankheit zu weiteren Symptomen des Parkinson-Syndroms kommen. So finden sich in der Literatur folgende fakultative Begleitsymptome:

- <u>Vegetative Symptome</u> umfassen Blutdruckstörungen, Störungen der Temperaturregulation, Beeinträchtigung der Blasen- und Darmfunktion, vermehrter

Speichelfluss mit verminderter Schluckfrequenz, vermehrter Schweiß- und/oder Talgsekretion, sowie sexuelle Störungen (DGN, 2016, S. 8; Straube, 2018, S. 34).

- Sensorische Symptome äußern sich im Verlust des Geruchssinns, Schmerzen und Sensibilitätsstörungen der Haut.

- Psychische Symptome spiegeln sich in Depressions- und Angststörungen wieder (DGN, 2016, S. 8; Leplow & Paetow, 2016, S. 338).

- Kognitive Symptome reichen bis zur Dementiellen Erkrankungen (DGN, 2016, S. 8; Leplow & Paetow, 2016, S. 337). Weitere kognitive Störungen können sich in der Verlangsamung im Denken und Handeln, sowie in einer frühzeitigen Ermüdung zeigen (Nebel & Deuschl, 2008, S. 22).

Die Lebensqualität der Betroffenen wird insbesondere durch die Begleitsymptome beeinträchtigt. Bedingt durch die Vielzahl der Symptome sind oftmals Freizeitbereich und Selbstständigkeit des Patienten beeinträchtigt. Bedingt durch die sichtbaren Symptome fühlen sich die Betroffenen in der Öffentlichkeit und in Gesellschaft oftmals unwohl und es erfolgt ein sozialer Rückzug (Nebel & Deuschl, 2008, S. 21).

2.3 Verlauf der Krankheit

Die Krankheit beginnt schleichend und oft sogar unauffällig. Es zeigt sich ein progedientes Voranschreiten und ein stadienhafter Verlauf. Die Symptome können in ihrer Ausprägung und Kombination sehr unterschiedlich sein und sind meist zunächst sogar nur einseitig oder einseitig betont. Im weiteren Verlauf der Krankheit werden die Symptome dann beidseitig, z.B. das Zittern beider Hände. Die einzelnen Symptome wurden bereits im Kapitel 2.2. erläutert. Zu Beginn stehen häufig Beschwerden der Muskelsteifigkeit im Vordergrund. Diese führen nicht selten zu Schmerzen in der Schulter oder im Rücken. Diese Beschwerden werden meist als Schulter-Arm-Syndrom fehldiagnostiziert (Straube, 2018, S. 35). Weiterhin können nicht-motorische Symptome, wie Depressions- und Angststörungen oder Riech- und Darmentleerungsstörungen, sowie Schlafstörungen bereits 4-7 Jahre vor den ersten motorischen Parkinson Symptomen als Vorläuferzeichen der Parkinson-Erkrankung auftreten (Leplow & Paetow, 2016, S. 338). Eine frühzeitige Diagnostik ist dementsprechend kompliziert.

Nach den ersten motorischen Symptomen, kommt es im weiteren Verlauf zu Störungen der Feinmotorik mit Problemen beim Knöpfen oder Schreiben. Im späteren Krankheitsverlauf treten Symptome wie die Verminderung der Mimik, das Mitschwingen der Arme beim Gehen und eine kontinuierlich zunehmende Gangverlangsamung auf. Köster und Clarenbach postulieren, dass nach etwa zehn Jahren bei vielen Betroffenen ein dementieller Verlauf zu erkennen ist (1998, S. 24). Studien mit validen und repräsentativen Aussagen zum Spontanverlauf der Krankheit liegen bisher nicht vor (DGN, 2016, S. 12). Die Parkinson-Erkrankung tritt meistens in der Altersgruppe der über 45-Jährigen auf (Mader & Riedl, 2018, S. 354). Tritt die Erkrankung vor dem 40. Lebensjahr ein, so wird diese als „früh-beginnend" eingestuft. Sind die Betroffenen zum Zeitpunkt der Erkrankung unter 21 Jahre alt, so wird dies als „juvenile Parkinson-Erkrankung" bezeichnet (DGN, 2016, S. 8).

2.4 Diagnose

Für die klinische Einteilung des Schweregrades der Krankheit gibt es ein Stadienprotokoll nach Hoehn und Yahr. In dieser Einteilung werden fünf Phasen unterschieden. Diese sind auf der folgenden Tabelle dargestellt und werden anschließend erläutert.

Stadium	Beschreibung
0	Keine Anzeichen der Erkrankung
1	Einseitige Erkrankung
2	Beidseitige Erkrankung
3	Zusätzlich Haltungsinstabilität; körperlich unabhängig
4	Benötigt Hilfe bei den ADL
5	An den Rollstuhl gefesselt oder bettlägerig

Tabelle 1: Stadienprotokoll nach Hoehn und Yahr

Quelle: Zeyfang, 2018, S. 149

In der Phase 0 liegen keine Anzeichen der Parkinson-Erkrankung vor. In der Phase 1 liegen bereits erste Anzeichen vor. Die Symptome sind einseitig und entlang einer Achse. So zeigen sich beispielsweise die Symptome von der Schulter bis zur Hand auf der linken Körperseite. In der Phase 2 sind die Beschwerden nun beidseitig. Am Anfang der Phase ist die

Haltungsstabilität noch gegeben. Am Ende der Phase liegt bereits eine Haltungsinstabilität vor. Die Phasen 0 – 2 entsprechen nach dem ICD 10 der Kategorie G.20.0, wo fehlende oder geringe Beeinträchtigungen eingeordnet werden (vgl. 2.1).

Die Phase 3 ist gekennzeichnet von starken Einschränkungen mit Verunsicherungen im Stehen und Gehen. In der Phase 4 ist die Geh- und Stehfähigkeit soweit Beeinträchtigt, dass Hilfe bei den alltäglichen Aufgaben (ADL) erforderlich ist. ADL ist eine Abkürzung für „Activities of Daily Living". Im ICD-10 entsprechen die Phasen 3 und 4 der Einteilung G20.1. Hier sind die mäßigen bis schweren Beeinträchtigungen festgehalten (vgl. 2.1).

In der Phase 5 ist die Krankheit soweit fortgeschritten, dass der Patient auf einen Rollstuhl angewiesen ist oder bettlägerig ist (Zeyfang, 2018, S. 149). Diese Phase entspricht im ICD-10 der Kategorie G20.2 und beschreibt schwerste Beeinträchtigungen (vgl. 2.1).

Das Stadienprotokoll nach Hoehn und Yahr hat sich bewährt und findet bis heute internationale Anwendung (Pohl & Brüggemeier, 2013, S. 15f).

Die DGN (2016, S. 55) empfiehlt neben dem Stadienprotokoll nach Hoehn und Yahr die Skala der Unified Parkinson's Disease Rating Scale (UPDRS). UPDRS ist eine dreidimensionale Skala, die zum Ziel hat die kognitiven, affektiven und motorischen Funktionsfähigkeiten, sowie die Fähigkeit die täglichen Aktivitäten selbstständig zu meistern einzustufen und zu bewerten. Dies erfolgt mittels eines Interviews mit gezielten Fragen zu den eben genannten Bereichen (Leplow, 2007, S. 33). Maximal können 199 Punkte erreicht werden, minimal 0 Punkte. Die höchste Punktzahl stellt das schlechteste Ergebnis dar. Werden 0 Punkte erreicht liegt keine Behinderung vor (Neurologienetz, o.J.).

Während der Behandlungsphase wird eine regelmäßige fachärztliche Kontrolle im Abstand von drei Monaten empfohlen. So kann mittels des UPDRS-Fragebogens eine Verlaufsbeobachtung bei MP vollzogen werden und die Therapie je nach Verlauf entsprechend angepasst werden (Medical Tribune, o.J.).

2.5 Ursachen

Wie bereits im Kapitel 2.1 erklärt entsteht Morbus Parkinson durch einen Zelluntergang in der Substantia Nigra, was wiederum zu einem Dopaminmangel führt, der neurologische Störungen hervorruft (vgl. 2.1). Was die genauen Ursachen für diesen Zelluntergang sind, konnte bisher noch nicht erforscht werden. Allerdings besteht die Annahme, dass mehrere Faktoren zusammenspielen. Der genetischen Disposition wird eine relevante Einflussgröße zugeschrieben (Max-Planck-Gesellschaft, 2020; Straube, 2018, S. 34). Bei Morbus Parkinson Patienten mit einem frühen Krankheitsbeginn bzw. familiärer Häufung findet man zunehmend häufiger genetische Abweichungen. Diese genetischen Veränderungen führen entweder zu einer Mutation der Mitochondrien, den sogenannten Kraftwerken der Zelle, sodass eine reduzierte Energieproduktion bewirkt wird oder sie führen zu einer Erhöhung von Alpha-Synuklein. Das ist ein Eiweiß in den Zellen. Ist dies in Übermengen vorhanden, führt dies zu einer Störung des Zellstoffwechsels (Straube, 2018, S. 34). Ferner werden verschiedene Umwelteinflüsse diskutiert. Als Grundlage für die Zellschädigung wird eine gestörte Entgiftungsfähigkeit der Zellen und die Freisetzung von zellschädigenden Sauerstoffverbindungen, sowie grundsätzlich schädigende Einflüsse des Alterungsprozesses postuliert. Als Umweltschadstoffe, die die Entstehung von Morbus Parkinson begünstigen, werden Kohlenmonoxyd, Mangan, Zyanide, Schwermetalle, wie z.B. Blei und Insektizide, wie Paraquat und Diquat genannt. Allerdings sind diese Schadstoffe nachweislich keine alleinigen Auslöser für die Erkrankung an Morbus Parkinson (Max-Planck-Institut, 2020).

2.6 Prävalenz und Inzidenz

Während unter Prävalenz die Erkrankungshäufigkeit verstanden wird, ist die Inzidenz als Anzahl der Neuerkrankungen definiert. Morbus Parkinson ist eine neurologische Erkrankung, die eine hohe Prävalenzrate aufweist (Prosiegel & Weber, 2013, S. 56). Die Prävalenzrate für Morbus Parkinson weist weltweit eine breite Streuung mit 10 bis 234 Fällen pro 100.000 Einwohner auf (Max-Planck-Institut, 2020). Die Erkrankungshäufigkeit in Deutschland liegt bei 200 Fällen pro 100.000 Einwohner (Böhme, 2003, S. 360). Schätzungen zufolge sind in Deutschland etwa 0,3-0,5% der Bevölkerung an Morbus Parkinson erkrankt (Straube, 2018, S. 34). Grundsätzlich nimmt die Prävalenz mit steigendem Alter zu. Lediglich 8% der Parkinson Patienten erkranken vor ihrem 40sten Lebensjahr an der Krankheit. Die höchste Prävalenz zeigen Patienten mit der Altersgruppe zwischen dem 60. Und 70. Lebensjahr. „Nach dem 65. Lebensjahr sind ansteigend bis zu 5% der Bevölkerung betroffen" (Straube, 2018, S. 34). Zwischen dem 50. und 60. Lebensjahr zeigt sich eine Erkrankungshäufigkeit von 40% bei den Patienten. Vor dem 50. Lebensjahr erkranken ca. 30% der Patienten (Max-Planck-Institut, 2020).

Was die geschlechtsbezogene Prävalenz betrifft gibt es unterschiedliche Aussagen. So berichtet Paula (2014, S. 121), dass Frauen und Männer gleichstark von der neurologischen Krankheit betroffen seien, es allerdings bei den Männern eine leichte Erhöhung der Prävalenz zu verzeichnen sei. Aktuellere Literatur postuliert, dass Männer etwa 1,5-mal so häufig betroffen seien wie Frauen (Straube, 2018, S. 35). Das Max-Planck-Institut (2020) sagt aus, dass es diesbezüglich keine einheitliche und genaue Erkenntnis gibt.

Die jährliche Inzidenzrate liegt bei 1,5 – 2,2 pro 100.000 Einwohnern. Dabei steigt die Rate für Menschen über 60 Jahre auf 500 pro 100.000 Einwohner (Straube, 2018, S. 34).

Das Risiko an Parkinson zu erkranken steigt mit zunehmenden Alter. Da die Lebenserwartung der Bevölkerung in industrialisierten Ländern stetig gestiegen ist, gehen Experten davon aus, dass auch in Zukunft die Zahl der Parkinson Patienten weiter zunehmen wird (DPG, 2019; Max-Planck-Gesellschaft, 2020).

3. Methodik

Mit einer symptomatischen Therapie sollte unverzüglich nach der Diagnose einer MP begonnen werden, um Einschränkungen in der Lebensqualität bestmöglich zu vermeiden. Erfolgt ein späterer Start mit den Therapiemaßnahmen, kann dies ungünstige Auswirkungen im späteren Krankheitsverlauf bewirken (Schwarz, 2018, S. 157). Da die MP eine chronisch progrediente Erkrankung ist, ist die Behandlung von Anfang an als Langzeittherapie zu sehen. Dabei bedingt sich durch die Chronizität der Erkrankung und die damit einhergehenden motorischen und nicht-motorischen Behinderungen ein komplexes Therapiekonzept.

Im Folgenden werden zur Behandlungsmöglichkeit des Parkinson-Syndroms medikamentöse und nichtmedikamentöse Methoden vorgestellt.

3.1 Medikamentöse Therapie

Die medikamentöse Therapie steht im Vordergrund des Behandlungskonzeptes. Das Ziel dieser Therapiemethode besteht darin, das biochemische Ungleichgewicht, das durch die Krankheit hervorgerufen wird (vgl. 2.1), zu regulieren. Mittels einer richtigen medikamentösen Einstellung lässt sich die Krankheit des Morbus Parkinson erfolgreich behandeln, sodass der Krankheitsverlauf hinausgezögert wird. Allerdings ist die Krankheit bis heute nicht heilbar (Nebel & Deuschl, 2008, S. V).

Für die Behandlung stehen zahlreiche Medikamente zur Verfügung:

- Levodopa
- Dopaminagonisten
- MAO-B-Hemmer
- COMT-Inhibitoren

- NMDA-Antagonisten
- Anticholinergika (DGN, 2016, S. 13).

Levodopa (L-Dopa) gilt als die wirksamste Therapie des Morbus Parkinson (Brücke, 2016, S. 109). L-Dopa ist ein Vorläufer vom Dopamin und wird oral verabreicht. Mittels des Transports über die Blut-Hirn-Schranke wird L-Dopa aufgenommen und zu Dopamin umgewandelt. So kann der Dopaminmangel ausgeglichen werden. L-Dopa wirkt auf alle Kardinalsymptome der Erkrankung (Schneider, 2017, S. 63). Allerdings gilt es zu beachten, dass eine Monotherapie mit L-Dopa keine praktische Bedeutung zeigt. So ist es von hoher Relevanz, das Medikament immer in der Kombination mit einem Decarboxylase Hemmer zu verabreichen, da es sonst zu unerwünschten Nebenwirkungen, wie z.B. niedrigem Blutdruck, Übelkeit und Erbrechen kommen kann. Zusätzlich sorgt der Decarboxylase Hemmer dafür, dass der Abbau von L-Dopa verzögert wird, somit länger im Blut liegt und dadurch ein größerer Teil des L-Dopas die Blut-Hirn-Schranke überwinden kann, sodass möglichst viel L-Dopa im Gehirn aufgenommen und in Dopamin umgewandelt werden kann (Nebel & Deuschl, 2008, S. 9). L -Dopa sollte ab dem Frühstadium verabreicht werden, damit die motorischen Einschränkungen, durch die Harmonisierung des Dopaminmangels, frühzeitig eingedämmt werden und die Lebensqualität des Patienten weitestgehend aufrecht erhalten bleibt. Das Medikament wird in Tablettenform verabreicht. Im fortgeschrittenem Stadium wird es als Infusion verabreicht (Eggert, Deuschl,, Oertel & Poewe, 2012, S. 70).

Das Medikament der Dopaminagonisten übernimmt im Gehirn die Funktion der Dopamine (Thiel, Wanke & Weber, 2018, S. 85). Die Dopaminagonisten wirken entsprechend dem Wirkstoff Dopamin an den post-synaptischen Dopaminrezeptoren, wie in folgender Abbildung anschaulich dargestellt (Thümler & Thümler, 2016, S. 148).

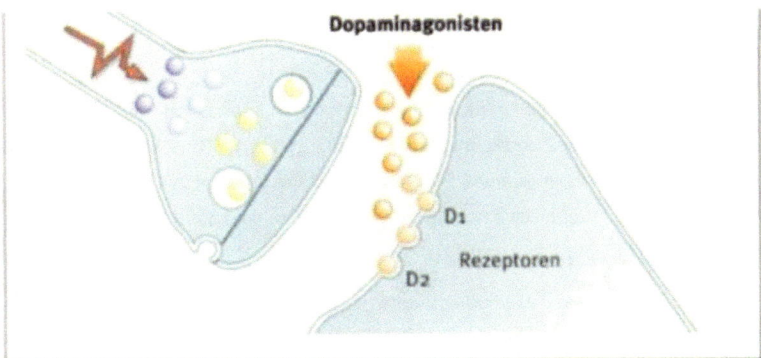

Abbildung 1: Dopaminagonisten

Quelle: Thümler & Thümler, 2016, S. 148

Im Gegensatz zum L-Dopa benötigen sie keine Umwege, allerdings haben sie im Vergleich zu L-Dopa eine geringere Wirkung (Nebel & Deuschl, 2008, S. 9). Das Medikament wird meist in Kombination mit L-Dopa verabreicht (Zeyfang, 2018, S. 149).

Weitere Substanzen die zur medikamentösen Behandlung von MP eingesetzt werden, um Dopamin abbauende Enzyme zu hemmen sind Monoaminooxidase-B-Hemmer (MAO B-Hemmer) und Catechol-O-Methy-Transferase-Hemmer (COMT-Hemmer). Die beiden Substanzen können jeweils in Kombination mit L-Dopa verabreicht werden (Gehlen & Delank, 2010, S. 251f).

NMDA-Antagonisten hemmen den Botenstoff Glutamat im Gehirn (Volc, 2017, S. 48). NMDA steht für N-Methyl-D Aspartat. Dabei wird zwischen den Substanzen Amantadin und Budipin unterschieden. Amantadin bewirkt eine Hemmung der glutamatergen und cholinergen Überaktivität bei Parkinson. Rigor und Tremor werden durch die Einnahme von Amantadin verbessert (Jost, 2017, S. 367). Allerdings sind die Effekte auf den Tremor eher gering (Schneider, 2017, S. 82). An dieser Stelle setzt die Wirkung des Budipins ein. Seine Hauptindikation liegt beim Tremor. Darüber hinaus kann Budipin auch bei allen anderen motorischen Kernsymptomen in jedem Stadium der Erkrankung eingesetzt werden (Jost, 2017, S. 367f). Die Nebenwirkungen der NMDA-Antagonisten sind eher gering ausgeprägt und meist gut verträglich (Schneider, 2017, S. 84). Dennoch sollten mögliche Nebenwirkungen immer berücksichtigt werden. So können sie bei einer hochdosierten intravenösen Verabreichung und vor allem in Kombination mit L-Dopa, sowie bei älteren Patienten Psychosen hervorrufen. In der Mono-und Frühtherapie treten Psychosen allerdings fast nie auf. Des Weiteren gilt zu beachten, dass NMDA-Antagonisten zur Unruhe und zu

Schlafstörungen führen können, sodass die Verabreichung nicht abends erfolgen sollte (Jost, 2017, S. 376).

Anticholinergika verringern das Übergewicht an Acetylcholin, sodass die Symptome des Zitterns und der Muskelsteifheit eingedämmt werden (Volc, 2017, S. 48). Allerdings hat sich die Verabreichung von Anticholinergika seit Einführung und Bewährung von L-Dopa deutlich vermindert, da die Substanzgruppe der Anticholinergika negative psychotrope Effekte mit sich bringen (Schneider, 2017, S. 79).

Bevor im nächsten Kapitel auf die nichtmedikamentöse Therapie eingegangen wird, bleibt für dieses Kapitel abschließend festzuhalten, dass im Rahmen der medikamentösen Therapie L-Dopa in Verbindung mit einem Decarboxylasehemmer das wichtigste und wirksamste Medikament ist. Zusätzlich werden Dopaminagonisten, MAO-B-Hemmer, COMT-Hemmer, NMDA-Antagonisten und äußerst selten Anticholinergika eingesetzt. Welche Substanz zur Behandlung eingesetzt wird, erfolgt individuell je nach Patient. Dabei sind diverse therapieentscheidende Faktoren wie z.B. Alter, Verträglichkeit der Medikamente, Schwere der Symptomatik, Begleiterkrankungen- und medikation, persönliche Situation und Bedürfnisse des Patienten zu berücksichtigen (Jost, 2017, S. 379f).

3.2 Nichtmedikamentöse Therapie

Nichtmedikamentöse Therapien sollten zusätzlich als Ergänzung zu der medikamentösen Behandlung stattfinden und diese nicht ersetzen. Zu den nichtmedikamentösen Therapien zählen Physiotherapie, Logopädie, Ergotherapie, künstlerische Therapie, Psychotherapie und Psychosoziale Betreuung (Medical Tribune, 1999-2019). Diese werden folgend in ihrem Einsatzbereich kurz dargestellt und erläutert. Im vierten Kapitel erfolgt eine genaue Erläuterung mit Anwendung auf das Fallbeispiel.

Bei physischen Beeinträchtigungen des Bewegungsapparates ist eine Physiotherapie zu empfehlen. So wird eine 1mal wöchentliche Einzelgymnastik mit einem Physiotherapeuten empfohlen, um das tägliche Übungsprogramm zu überprüfen und ggf. zu ergänzen (Mader & Riedl, 2018, S. 356). Straube fordert, dass grundsätzlich alle MP-Patienten Physiotherapie erhalten sollten (2018, S. 35).

Bei Sprach,-Sprech,-Stimm,- oder Schluckstörungen wird eine logopädische Behandlung empfohlen (Gehlen & Delank, 2010, S. 252). Die logopädische Intervention sollte möglichst frühzeitig erfolgen, sodass bereits bei leichter Symptomatik mit einer Therapie begonnen wird. Böhme (2003, S. 361) und Meisner (2010, S. 17) empfehlen die logopädische Therapie für dreimal pro Woche, je 10-15 Minuten anzusetzen. Dabei sollte der Behandlungszeitraum über einen mehrwöchigen Zeitraum und mehrmals pro Jahr erfolgen. Nur so kann einer längerer Funktionserhalt gewährleistet werden.

Ergotherapie sollte unterstützend ins Therapieprogramm mit integriert werden, um die Feinmotorik zu trainieren und somit möglichst lang aufrecht zu erhalten (Köster & Clarenbach, 1998, S. 57). Sie hat zum Ziel die Alltagsfähigkeiten des Patienten, die durch MP beeinträchtigt werden, zu erhalten bzw. zu verbessern. Neben den körperlichen Funktionen wird auch die geistige Leistungsfähigkeit gefördert. So kommen neben Übungen zur Feinmotorik, z.B. in Form von Handschreiben oder Hemd zu knöpfen, auch Aufmerksamkeits- und Konzentrationsübungen zum Einsatz. Zudem werden bei Bedarf auch geeignete Hilfsmittel, wie z.B. Knöpfhilfen gezeigt, um die Alltagsbewältigung des Patienten zu erleichtern. Auch ist die Wohnraumanpassung ein Aufgabengebiet der Ergotherapie (Parkinson Aktuell, o.J.).

Psychosoziale Betreuung ist zur Krankheitsbewältigung von hoher Relevanz. So ist für betroffene Patienten wichtig sich mit anderen Betroffenen austauschen zu können, im geschützten Rahmen sich einerseits Informationen von anderen zu holen und anderseits über die eigenen Ängste reden zu können und dabei Verständnis zu erfahren. Durch die Kommunikation über gemeinsame Probleme und die gegenseitige Unterstützung kann die Lebensqualität des Patienten gesteigert werden (DGN, 2016, S. 228). Diverse Selbsthilfegruppen- und Verbände bieten diesbezüglich einen großen Angebotsrahmen an (Gehlen & Delank, 2010, S. 252).

Psychotherapie bietet sich dann an, wenn depressive Gefühle, Ängste, sowie Hilfs-und Hoffnungslosigkeit den Patienten zu sehr belasten.

Bei der künstlerischen Therapie (KT) gibt es verschiedene Ansätze. Dazu gehören Musiktherapie, Tanztherapie, Kunsttherapie und Theatertherapie. Sie alle agieren in einem bio-psycho-sozialen-Wirkgefüge. „Sie setzen bei den körperlichen Gegebenheiten und Funktionen und der psychischen Realität der Patienten an und bauen auf diesen auf. Sie finden oft … in sozialen Zusammenhängen, d.h. in Gruppen statt" (DGN, 2016, S. 217). Ein charakteristisches Merkmal der KT ist das ressourcenorientierte Arbeiten. Es werden soziale, kognitive, funktionale und physische Faktoren berücksichtigt. Die klinische Symptomatik des Patienten steht nicht im Mittelpunkt, sondern die Ressourcen des Patienten. Die DGN erwähnt in ihren Empfehlungen, dass die KT bei MP-Patienten in Erwägung gezogen kann. Bei der Therapie können je nach Inhalt die Verbesserung der Motorik, der Sprache, die soziale Teilhabe, sowie die Aktivierung von Ressourcen und die Verbesserung des emotionalen Wohlbefindens fokussieren.

Die Wirksamkeit der KT auf die gerade genannten Bereiche wird durch erste Studien bestätigt. So hat eine regelmäßige Theatertherapie z.B. einen positiven Einfluss auf motorische und nicht-motorische Symptome (z.B. emotionales Wohlbefinden, Gefühl der sozialen Unterstützung) (DGN, 2016, S. 220). Das plastische Gestalten im Rahmen einer Kunsttherapie zeigt beispielsweise eine Linderung des Stresserlebens und somatischer und körperlicher Symptome (DGN, 2016, S. 220). Die Wirksamkeit einer Tangotherapie im Rahmen einer Tanztherapie kann als evidenzbasiert angenommen werden. Tango verbessert die Ganggeschwindigkeit, Balance und Lebensqualität von MP-Patienten (DGN, 2016, S. 219). Im Rahmen der Musiktherapie gibt es die Rhythmisch-Akkutische-Stimulation (RAS). Dies ist ein rhythmusgestütztes Gangtraining, dessen Wirksamkeit auf die Verbesserung von Gehgeschwindigkeit, Schrittlänge und Gangblockaden nachgewiesen werden konnte (DGN, 2016, S. 218).

KT werden für MP-Patienten in Fachkliniken, Rehabilitationskliniken, sowie ambulanten Praxen und Pflegeeinrichtungen durch Musiktherapeuten, Kunsttherapeuten, Tanztherapeuten und Theatertherapeuten angeboten (DGN, 2016, S. 218).

4. Fallbeispiel am Patienten

4.1 Beschreibung des Fallbeispiels

Der 55-jährige männliche Patient Herr A. erhielt im Alter von 39 Jahren die Diagnose „Primäres Parkinson-Syndrom". Krankheitsbedingt musste der ehemalige Geschäftsführer eines mittelständischen Unternehmens in Frührente gehen. Neben einer medikamentösen Therapie erhält der Patient einmal wöchentlich Physiotherapie, um die Mobilität zu fördern. Eine aktuelle Problematik ergibt sich dadurch, dass der Patient seit geraumer Zeit sich allen möglichen Aktivitäten entzieht und vor allem das Telefonieren meide, aus Angst er könne stürzen und sich am Telefon nicht ausreichend verständlich machen.

4.2 Symptomatik und Krankheitsverlauf

Bei der MP Erkrankung liegen Störungen in der Beweglichkeit vor. Im Kapitel 2.2 wurden die typischen motorischen Symptome beschrieben. So beeinflusst unter anderem die Verlangsamung (Bradykinese) die Muskulatur, sodass u.a. die Sprache und Mimik von der Bradykinese betroffen sind und der Betroffene Schwierigkeiten in der Mimik und Sprache erfährt. Die Artikulationspräzision lässt nach und wird für andere schwer verständlich. Die Verständlichkeit wird zudem durch die veränderte Sprechgeschwindigkeit, sowie die kraftlos und leise wirkende Stimme erschwert (Böhme, 2006, S. 292). Die Beschreibung, dass der

Patient sich am Telefon nicht mehr ausreichend verständlich machen könne, deutet stark daraufhin, dass bereits eine Bradykinese in Form einer Sprechverlangsamung- und Störung vorliegt. Beruflich bedingt war Herr A. es bereits gewohnt sich gewissenhaft und flüssig zu artikulieren. Durch die Beeinträchtigung der Sprache fühlt der ehemalige Geschäftsführer sich nicht mehr in der Lage sich angemessen mit anderen zu unterhalten, sodass er das Telefonieren meidet. Auch das Reaktionsvermögen ist von der Bradykinese betroffen. So verhindern das verlangsamte Aufstehen und das verlangsamte Gehen ein rechtzeitiges Ankommen am Telefon.

Ein weiterer Grund für das Meiden des Telefonierens ist offensichtlich die beschriebene Angst vor dem Stürzen auf dem Weg zum Telefon. Dies deutet auf ein stark verändertes Gangbild des Patienten hin. Weiter ist zu vermuten, dass eine Hypokinese, in Form von verkleinerten Gehbewegungen mit Trippelschritten beim Patienten vorliegt. Die Angst vor dem Stürzen kann ferner durch eine posturale Instabilität, in Form einer gebeugten Haltung verstärkt werden. Bei einer posturalen Instabilität verschiebt sich die Körperachse nach vorne, wodurch die Gefahr nach vorne zu stürzen potenziert wird. Die deutliche Bewegungseinschränkung gepaart mit der posturalen Instabilität erhöhen die Sturzgefahr enorm. Eine absolute Akinese ist allerdings auszuschließen, da eine reine Bewegungslosigkeit des Patienten nicht beschrieben wird.

Selbstredend darf die psychische Komponente bei der Angst vor dem Stürzen und dem Meiden des Telefonierens nicht außer Acht gelassen werden. Dass die Angst vor dem Stürzen allein aus Ängsten resultiert ist nicht anzunehmen, da der Patient nicht als ängstlich beschrieben wird. Es sollte beachtet werden, dass Morbus Parkinson psychische Symptome, wie z.B. Angststörungen hervorrufen kann. Solche Ängste, wie die Angst vor dem Stürzen oder die Befürchtung sich am Telefon nicht mitteilen zu können, begünstigen die Entwicklung einer Angststörung, wenn der Patient über keine geeigneten Coping-Strategien verfügt seine Ängste zu bewältigen. So ist es von hoher Relevanz dem Patienten geeignete psychologische Therapiemöglichkeiten zu bieten, sodass die derzeit empfundenen Ängste sich nicht zu einer Angststörung entwickeln. Eine beginnende Entwicklung kann durch den bereits sozialen Rückzug des Patienten und die geäußerten Ängste angenommen werden.

Im Kapitel 2.3 wurde auf den Verlauf des MP eingegangen. Bezogen auf den beschriebenen Fall des 55-jährigen Patienten, kann davon ausgegangen werden, dass der Patient sich bereits in der Phase 4 (Benötigt Hilfe bei den ADL) befindet. Diese Phase impliziert, dass der Patient bereits Hilfe bei täglichen Alltagsaufgaben braucht. ADL ist eine Abkürzung für „Activities of Daily Living". Die Annahme begründet sich insofern, als dass der Patient bereits über eine deutliche Bewegungseinschränkung- und Störung verfügt und eine erhöhte Sturzgefahr gegeben ist, die ihn veranlasst das Telefonieren und alle weiteren möglichen Aktivitäten zu vermeiden. Zudem ist eine deutliche Beeinträchtigung in der Sprache zu verzeichnen. Durch diese Angaben ist davon auszugehen, dass der Patient nicht mehr in der Lage ist ein eigenständiges Leben ohne Hilfe von außen zu führen.

4.3 Die Problematik des Nicht-Telefonierens und ihre Folgen

Nachdem in den vorangegangenen Kapiteln bereits auf die Hintergründe der Problematik des Nicht-Telefonierens, bzw. durch welche Faktoren sich diese Problematik ergibt, eingegangen wurde, soll in diesem Kapitel auf die Folgen des Nicht-Telefonierens eingegangen werden.

Telefonieren ermöglicht Kommunikation. Insbesondere für Menschen, die aufgrund einer Krankheit nicht mehr mobil sind, ist das Telefonieren ein wichtiger Bestandteil der Kommunikation und der sozialen Teilhabe. So ist es möglich mit Freunden oder Verwandten jeder Zeit in Kontakt zu treten. Mittels des Telefonierens kann eine regelmäßige Kommunikation ermöglicht werden. Kommunikation mit anderen Menschen unterstützt das psychologische Gleichgewicht (Meisner, 2010, S. 12).

Für MP-Patienten wird die Kommunikation, bedingt durch die Bradykinese und ihre bereits genannten Folgen für die Sprache, zu einem ernst zu nehmenden Problem. Beim Telefonieren sind non-verbale Kommunikationsmittel, wie z.B. Lippen lesen nicht möglich, sodass der Zuhörende auf die Fähigkeiten der Sprache, Stimme und des Sprechens der Erzählenden angewiesen ist. Liegen hier Störungen, wie bei Herrn A. vor, wird die Kommunikation am Telefon problematisch und die soziale Teilhabe wird zusätzlich eingeschränkt, sodass der soziale Rückzug mehr denn je begünstigt wird.

Anlässlich dieser Problematik sollen im folgenden Kapitel Behandlungsmöglichkeiten, die die individuelle Symptomatik und Problemlage von Herrn Aschauer berücksichtigen, präsentiert werden.

4.4 Behandlungsmöglichkeiten

Wie im Kapitel 4.2 festgehalten, weist der Patient deutliche Beeinträchtigungen und Störungen im Sprechen, als auch in den Bewegungsabläufen, wie z.B. dem Gehen auf. Darüber hinaus wird der aktuelle Krankheitsverlauf von Herrn A. durch einen sozialen Rückzug und eine Tendenz zur Entwicklung einer Angststörung charakterisiert.

Da sich der gesundheitliche Zustand des Patienten sichtlich verschlechtert hat, wäre es zunächst sinnvoll im Rahmen einer ärztlichen Visite mittels des UPDRS-Fragebogens (vgl. 2.4) eine Verlaufsbeobachtung zu machen, um herauszufinden in welchem Stadium der Patient sich aktuell befindet. Je nach Stadium, sollte ggf. eine Anpassung der Medikamente stattfinden. Grundsätzlich sollte eine regemäßige Kontrolle im Abstand von drei Monaten erfolgen, um den Therapieplan je nach Krankheitsverlauf individuell anpassen zu können (vgl. 2.4).

Im Folgenden werden nichtmedikamentöse Therapiemöglichkeiten in Bezug auf Herrn A. präsentiert.

4.4.1 Psychosoziale Betreuung / Psychotherapie

Wenn Patienten mit ihrer Erkrankung überfordert sind, sollten psychotherapeutische Maßnahmen in Betracht gezogen werden (Hautzinger, 2018, S. 390). Im Fallbeispiel von Herrn A. vermeidet der Patient das Telefonieren aus der Angst heraus er könne stürzen. Sicherlich hat dies auch physische Ursachen (vgl. 4.2), dennoch sollte die psychische Komponente nicht außer Acht gelassen werden. Ferner entzieht sich Herr A. jeglicher Aktivitäten und meidet das soziale Umfeld. All diese Aspekte stellen eine psychische Belastung für den Patienten dar.

Im Rahmen eines Einzelsettings hat der Erkrankte die Möglichkeit geeignete Coping-Strategien zu erlernen, um herausfordernde Situationen, wie z.B. das rechtzeitige Ankommen am klingelnden Telefon zu meistern. Zum Beispiel könnte er mit seinen Freunden und Verwandten vereinbaren nicht unmittelbar wieder aufzulegen, sondern etwas Geduld zu haben bis er den Hörer abnimmt. Oder er ruft einfach zurück. So hat Herr A. genügend Zeit und nicht mehr den Druck sich beeilen zu müssen rechtzeitig am Telefon anzukommen, wodurch die psychische Belastung sich deutlich reduzieren kann.

Bzgl. der Angst sich nicht ausreichend verständlich machen zu können empfiehlt sich eine ärztliche Abklärung, ob eine Erhöhung der logopädischen Therapie sinnvoll ist. Auf die logopädische Therapie wird in den folgenden Kapiteln eingegangen.

Ferner ist auch eine Gruppentherapie in Betracht zu ziehen. Im Rahmen einer Gruppe hat der Patient die Möglichkeit sich mit Menschen auszutauschen, die gleiches oder ähnliches Schicksal erleben. Dies sorgt oftmals für eine Entlastung des Patienten, wenn er sieht, dass er nicht der einzige mit dem Problem ist. Durch Gespräche mit Menschen mit gleichem Schicksal erfahren die Betroffenen oftmals Verständnis, sodass sie sich leichter tun über ihre Ängste zu reden (Hautzinger, 2018, S. 390).

Darüber hinaus stellen Selbsthilfegruppen eine relevante Option dar. Zum einen gilt auch hier der Informations-und Wissensaustausch mit anderen Betroffenen zum anderen wird durch den Kontakt mit Menschen mit gleichem Schicksal dem sozialen Rückzug und der Isolation vorgebeugt (Parkinson Aktuell, o.J.). Die Option einer Selbsthilfegruppe ist insbesondere für

Herrn A. von hoher Relevanz, da bereits ein sozialer Rückzug und Isolation seitens des Patienten beschrieben wird.

Die Deutsche Parkinson Vereinigung Bundesverband e. V. ist eine Selbsthilfe Vereinigung für Parkinson-Patienten. Sie bietet bei 23.000 Mitgliedern über 450 Regionalgruppen und Kontaktstellen in ganz Deutschland Hilfe und Unterstützung an (Parkinson Aktuell, o.J.).

4.4.2 Logopädie

Herr A. äußert seine Befürchtung sich am Telefon nicht mehr ausreichend verständlich machen zu können. Wie bereits erwähnt hat es neben psychischen Komponenten auch physische Ursachen, die dem Krankheitsverlauf des MP zugrunde liegen und somit das Sprechen erschweren (vgl. 2.2, 4.2).

Um die Stimmbänder und Muskeln, die für die Stimme und Atmung zuständig sind, vor einem weiteren Verkümmern, bedingt durch den typischen Krankheitsverlauf bei MP, zu vermeiden, werden sie mittels gezielten Therapieverfahren trainiert. Hierzu wurde eigens das Therapieprogramm „Lee Silverman Voice Treatment-LOUD" (LSVT-LOUD) entwickelt, das die Stimm- und Sprechstörungen therapiert. LSVT-LOUD ist die am besten untersuchte und bewährteste aktivierende Therapie bei MP (Mallien, Schroeteler & Ebersbach, 2017, S. 144; Parkinson Aktuell, o.J.). Durch intensive Einzeltherapie wird eine Verbesserung der Sprechlautstärke trainiert. Die Behandlung erfolgt über vier Wochen mit einer Häufigkeit von vier Behandlungen zu je 60 Minuten pro Woche (Mallien, Schroeteler & Ebersbach, 2017, S. 144f). Durch das regelmäßige Training werden vom Patienten Änderungen in der Stimm- und Klangfarbe wahrgenommen. So können sie Selbstvertrauen in ihre Sprechfähigkeiten zurückerlangen, sodass sie wieder Freude an der Kommunikation mit ihren Mitmenschen haben (DGN, 2016, S. 201). Insbesondere für Herrn A. ist es wichtig seine Stimmbänder und Muskeln zu trainieren, sodass er seine Stimm-und Klangfarbe wieder anders wahrnehmen kann und er für andere in der Aussprache verständlicher ist. Dadurch gewinnt er sein Selbstvertrauen und die Freude an der Kommunikation zurück. Daraus resultierend wird er sich wieder mehr auf Gespräche einlassen und so gleichzeitig seine Stimme und Sprache trainieren.

4.4.3 Ergotherapie

In der Ergotherapie findet ein drei Phasenmodell Anwendung. Nach Pohl und Brüggemeier (2013, S. 16f) sind dies:

1. Diagnose des MP

2. Anzeichen des MP

3. Charakteristische Einschränkungen bei MP

In der ersten Phase kommt die Ergotherapie nur gering zum Einsatz, da durch die Verabreichung der Medikamente die Symptome vorerst unterdrückt werden. So verfolgt die Ergotherapie in dieser Phase das Ziel Methoden zu vermitteln, die den Erhalt der Alltagsfunktion so lange wie möglich aufrechterhalten (Pohl & Brüggemeier, 2013, S. 16f).

Bei Phase zwei werden die Anzeichen und Symptome des MP deutlicher, sodass der Betroffene nun deutliche Einschränkungen im Alltag erfährt. Gefühle von Angst und Hilflosigkeit machen sich bemerkbar. Daraus folgt oftmals der soziale Rückzug und Isolation, wie dies auch bei Herrn A. zu erkennen ist. An dieser Stelle kommt die Ergotherapie zum Einsatz. Es werden Übungen zur Feinmotorik und Koordinationsaufgaben trainiert, sodass die Selbstständigkeit gefördert wird und so die Alltagsbewältigung für den Patienten erleichtert wird (Pohl & Brüggemeier, 2013, S. 16f). Darüber hinaus werden auch andere Hilfestellungen, wie z.B. eine Wohnraumanpassung, angeboten, um die Alltagsbewältigung für den Betroffenen zu erleichtern (Parkinson Aktuell, o.J.).

In der dritten Phase treten neben den physiologischen Symptomen nun auch kognitive Symptome, wie z.B. Demenz auf (Pohl & Brüggemeier, 2013, S. 17).

Herr A. befindet sich in der zweiten Phase. Er hat deutliche Beeinträchtigungen bei der Alltagsbewältigung, wie z.B. das Problem mit dem Telefonieren, und zeigt die ersten Züge einer sozialen Isolation. An dieser Stelle sollte dringendst Ergotherapie erfolgen. So wäre es von hoher Relevanz dem Patienten im Rahmen einer Ergotherapie Wege und Möglichkeiten aufzuzeigen die tägliche Situation mit dem Telefonieren zu meistern. Eine denkbare Idee wäre ein schnurloses Telefon anzuschaffen, das der Patient immer bei sich trägt. Auch sollte der behandelnde Ergotherapeut im Rahmen eines Hausbesuches sich gemeinsam mit Herrn A. einen Überblick über weitere mögliche Störfaktoren im Wohnfeld verschaffen. Zu beachten sind hier, z.B. tiefe Sessel, die das Aufstehen erschweren oder viele Unebenheiten durch Treppen. Es kann davon ausgegangen werden, dass Herr A. durch seine vorherige berufliche Tätigkeit finanziell gut aufgestellt ist, sodass ein Umbau möglich wäre, damit z.B. Schlafzimmer und Bad im EG sind und dies die Alltagsbewältigung erleichtert.

Ferner ist es ebenfalls wichtig die Feinmotorik und Koordination, sowie Aufmerksamkeit und Konzentration weiterhin zu trainieren, auch wenn bisher hier keine offensichtlichen Beeinträchtigungen vorliegen. So können noch funktionierende Fähigkeiten gefördert und länger aufrechterhalten werden. Um die Motivation zu steigern empfiehlt es sich geliebte Freizeitaktivitäten des Patienten herauszufinden. Zum Beispiel eignen sich für die Feinmotorik Malen oder handwerkliche Tätigkeiten (Parkinson Aktuell, o.J.).

4.4.4 Physiotherapie

Die S3 Leitlinien der DGN (2016, S. 193) empfehlen einen frühzeitigen Beginn der Physiotherapie, um die Bewegungs- und Konditionskapazitäten aufrechtzuerhalten. Die rechtzeitige Erkennung spezifischer Defizite sollten frühzeitig erkannt werden.

Im Fall von Herrn A. stellt das Telefonieren ein spezifisches Defizit dar. Das Vermeiden des Telefonierens ist durch die deutlichen Bewegungsbeeinträchtigungen, die die Sturzgefahr erhöhen, und der Beeinträchtigung im Sprechen entstanden. Durch eine gezielte Physiotherapie können die Bewegungsstörungen und die Sturzgefahr verbessert werden, sodass die Selbstständigkeit von Herrn A. wieder erhöht wird.

Eine geeignete Methode ist das LSVT-BIG Training. Im Kapitel zur Logopädie wurde bereits die Methode der LSVT-LOUD vorgestellt (vgl. 4.4.2). „Analog zum Training der Stimmamplitude bei LSVT-LOUD liegt der motorische Trainingsfokus bei LSVT-BIG auf der Bewegungsamplitude" (Mallien, Schroeteler & Ebersbach, 2017, S. 148). Unter dem Begriff der Bewegungsamplitude wird die größte Auslenkung einer körperlichen Bewegung verstanden (DocCheck, 2009). Durch den Trainingsfokus auf die Amplitude werden mittels der LSVT-BIG- Methode Störungen der motorischen Kontrolle behandelt. Insbesondere sind dies die langsam-verzögerten Bewegungen (Bradykinese) mit zu kleiner Amplitude (Hypokinese) (Mallien, et al., 2017, S. 148).

Um die Wirkung der Physiotherapie optimal zu ergänzen, könnte Herr A. Personen aus seinem Umfeld, z.B. Ehefrau, in sein Training mit einbeziehen, sodass er auch außerhalb der Physiotherapiestunden sicher üben kann (DGN, 2016, S. 193).

Darüber hinaus sollte ein gezieltes Sturztraining im Rahmen der Physiotherapie erfolgen (Straube, 2018, S. 35).

Damit die Kosten der Physiotherapie von der Krankenkasse übernommen werden, muss vom Arzt diese verordnet werden. „Der gültige Heilmittelkatalog gibt als Regelfall vor, was der Arzt je nach Diagnosegruppe und Leitsymptomatik verordnen kann. Damit wird die Anzahl der Behandlungen z.B. Krankengymnastik (Regelbehandlungszeit 15–25 Minuten) oder Krankengymnastik auf neurophysiologischen Grundlagen (KG-ZNS) (Regelbehandlungszeit 25–35 Minuten) und die wöchentliche Frequenz –in der Regel zwei Behandlungseinheiten pro Woche –festgeschrieben." (DGN, 2016, S. 221).

Herr A. erhält zurzeit einmal wöchentlich Physiotherapie. Ob bei diesem Termin ein oder zwei Behandlungseinheiten erfolgen wird im Fallbeispiel nicht beschrieben. Die DGN empfiehlt ausdrücklich eine Doppelbehandlung in Form von zwei Behandlungseinheiten (2016, S. 222). Es ist zu empfehlen, dass der Patient sich zusätzlich weitere therapeutisch begleitete Behandlungen durch einen Arzt verordnen lässt. Straube empfiehlt bei leichten bis mittelschweren Parkinson-Syndromen Sportarten bei denen das Sturzrisiko gemieden wird. Dies sind z.B. Ausdauersportarten wie z.B. Nordic Walking, Schwimmen oder Wassergymnastik im Stehbecken. Auch Sportarten mit Koordinationstraining eignen sich, wie z.B. das Tanzen (Straube, 2018, S. 37).

Für den Patienten im Fallbeispiel würde sich insbesondere zum jetzigen Zeitpunkt z.B. Wassergymnastik im Stehbecken eignen. So wäre die Sturzgefahr gegenüber Nordic Walking sehr gering gehalten, sodass der Patient keine Überforderung erlebt und wieder Freude an der Bewegung entdecken kann. Zeitgleich wird durch Sport insbesondere bei der Wassergymnastik und beim Schwimmen die Koordination und der Gleichgewichtssinn, sowie die Stärkung der Muskulatur trainiert. Zudem können im warmen Wasser die Muskeln besser entspannen, sodass die Bewegungen leichter fallen (Parkinson Aktuell, o.J.). Ggf. ist auch ein Schwimmen denkbar. Allerdings hängt dies von der persönlichen Einschätzung des Patienten ab. Fühlt er sich bei einer Wassergymnastik im Stehbecken wohler und sicherer, ist dies zu bevorzugen.

Erfolgt durch die Wassergymnastik/ das Schwimmen eine Verbesserung der aktuellen Bewegungsstörungen und der Patient fühlt sich wieder sicherer beim Gehen, so empfiehlt es sich Nordic Walking hinzunehmen. Solche Aktivitäten sollten vor Beginn immer mit dem behandelnden Arzt oder Physiotherapeuten abgesprochen werden. Selbstredend sollten die sportlichen Aktivitäten immer unter Aufsicht und Anleitung einer Fachperson erfolgen. Dies gilt insbesondere für den Beginn. Herr A. kann sich zu einem späteren Zeitpunkt z.B. zusätzlich mit Freunden zum Nordic Walking, regelmäßigen Spaziergängen oder Schwimmen verabreden, sodass er einerseits wieder in soziale Kontakte und damit heraus aus der Isolation tritt. Anderseits trainiert er gleichzeitig die Muskeln und Bewegungsabläufe. Schließlich kann das Trainieren in Gesellschaft bei der Motivation für den Betroffenen unterstützend sein.

4.4.5 Künstlerische Therapie

Im vorangegangen Kapitel wurde bereits das Tango-Tanzen erwähnt. Tango-Tanzen ist ein Ansatz aus der Tanztherapie. Das therapeutische Tango-Tanzen verbessert die Ganggeschwindigkeit, Balance und Lebensqualität von MP-Patienten (DGN, 2016, S. 219). Da zurzeit bei Herrn A. eine erhöhte Angst vor dem Stürzen und eine deutliche Bewegungsstörung besteht, empfiehlt sich zunächst eine RAS im Rahmen einer Musiktherapie (vgl. 3.2). Das rhythmusgestütztes Gangtraining, das eine positive Wirkung auf die Verbesserung von Gehgeschwindigkeit, Schrittlänge und Gangblockaden zeigt, könnte dem Patienten dabei helfen, seine Bewegungsstörungen zu lindern und die Freude an der Bewegung und vor allem das Vertrauen in seine Bewegungen wieder zu entdecken. Sollte eine Verbesserung seiner Gehproblematiken zu verzeichnen sein, könnte mit dem therapeutischen Tango-Tanzen begonnen werden, um die Bewegungsfähigkeiten weiter zu trainieren und aufzubauen. Selbstredend setzen die empfohlenen Therapiemaßnahmen immer das Interesse des Patienten voraus.

5. Diskussion

Im vorliegenden Kapitel wird das Fallbeispiel des Herrn A. und die Problematik des Nicht-Telefonierens, sowie die Empfehlung möglicher alltagsrelevanter Therapieansätze kritisch diskutiert.

Herr A. bekam im Alter von 39 Jahren die Diagnose Morbus Parkinson. Der Patient erhielt daraufhin eine medikamentöse Therapie und einmal wöchentlich Physiotherapie. Nach 16 Jahren kamen weitere Symptome hinzu, sodass der Patient aktuell über deutliche Bewegungsstörungen und auch über psychische Symptome, wie die Angst vor dem Stürzen und die Befürchtung sich am Telefon sich nicht ausreichend verständlich machen zu können klagt. Zudem ist ein sozialer Rückzug, durch das Vermeiden des Telefonierens und jeglicher Aktivitäten zu verzeichnen. An dieser Stelle wird die Relevanz des bio-psycho-sozialen-Krankheitsmodells deutlich. Nach diesem Modell wird der Mensch als ein biopsychosoziales Wesen betrachtet. „Bio" steht für die biologische und somit körperliche Ebene. „Psycho" steht für die psychische Ebene des Menschen. Der Begriff „Sozial" meint letztendlich die soziale Komponente und das gesellschaftliche Umfeld des Menschen. Der Mensch wird nach diesem Modell immer in einem ganzheitlichen Rahmen betrachtet, in dem die drei Komponenten „bio", „psycho" und „sozial" in Verbindung zueinanderstehen und sich gegenseitig beeinflussen (Knoll, Scholz & Rieckmann, 2017, S. 19f).

Bei dem Patienten aus dem Fallbeispiel sind genau diese drei Komponenten zu beobachten. Er weist auf der biologischen Ebene deutliche Parkinson-Symptome in Form von Bewegungs- und Sprachstörungen auf (vgl. 4.2). Auf der psychischen Ebene sind Tendenzen zur Entwicklung einer Angststörung zu erkennen, die sich durch die vorliegenden Krankheitssymptome und die daraus folgenden Beeinträchtigungen begünstigt. Herr A. hat Angst vor dem Stürzen und befürchtet, dass er sich am Telefon nicht mehr ausreichend verständlich machen könne. Auf der sozialen Ebene ist der soziale Rückzug, das Vermeiden jeglicher Aktivitäten, sowie das Nicht-Telefonieren und die Isolation seitens des Patienten zu konstatieren.

Im Kapitel zu den Behandlungsmöglichkeiten wurden verschiedenste alltagsrelevante Therapieansätze vorgestellt, die die drei Bereiche des bio-psycho-sozialen-Modells abdecken und auf die Problematiken des Patienten abgestimmt sind. Dabei wurde darauf geachtet, dass die gewählten Methoden in ihrer Wirksamkeit wissenschaftlich untersucht und empirisch bestätigt sind. Bei den Ansätzen zur Künstlerischen Therapie ist zu konstatieren, dass zwar erste Ergebnisse zur Wirksamkeit der vorgestellten KT-Methoden vorliegen und diese auch bestätigen, allerdings noch weitere Untersuchungen nötig sind, um eine Generalisierbarkeit der Wirkung zu bestätigen. Gründe hierfür sind z.B. kleine Stichproben oder noch sehr wenige Studien, sodass die Aussagekraft der Studien gering ist. Einzig zur Tangotherapie liegen mehrere Studien mit gleichen Ergebnissen vor (vgl. DGN, 2016, S. 219).

Betrachtet man den bisherigen Therapieansatz im Fallbeispiel, so wird deutlich, dass das bio-psycho-soziale-Modell bisher keine Anwendung in der Therapie von Herr A. gefunden hat. Die aktuelle Therapie in Form von medikamentöser Behandlung und einmal pro Woche Physiotherapie decken lediglich die biologische Ebene ab. Dies entspricht dem medizinischen Krankheitsmodell, nach dem nur biologische Faktoren bei einer Krankheit und dessen Therapie berücksichtigt werden (Daniel & Jansen, 2018, S. 13ff).

Insbesondere bei Herrn A. ist es immens wichtig, das neben der biologischen Ebene auch auf der psychischen und sozialen Ebene ein Therapieangebot gestellt wird. So hat er durch eine Psychotherapie die Möglichkeit geeignete Coping-Strategien zu lernen mit seinen Beeinträchtigungen umzugehen und so die Angst vor dem Stürzen abzulegen, sodass sich eine ausgeprägte Angststörung erst gar nicht entwickeln kann und dadurch die psychische Ebene entlastet und gestärkt wird. Würde an dieser Stelle ausschließlich nach dem medizinischen Krankheitsmodell gehandelt und therapiert, wären eventuell Antidepressiva eine Möglichkeit die Angst zu behandeln, allerdings bedeutet dies auch wiederum eine stärkere Belastung für den Organismus und mögliche Wechselwirkungen mit den bisherigen Medikamenten, die zur Therapie des MP verabreicht werden.

Durch Selbsthilfegruppen besteht die Möglichkeit den Patienten neben der psychischen Ebene auch auf der sozialen Ebene zu unterstützen. So kann er durch den Besuch von Selbsthilfegruppen mit anderen Menschen, die das gleiche oder ein ähnliches Schicksal erleben in Kontakt treten. Dadurch hat Herr A. einerseits die Möglichkeit über seine derzeitigen Probleme zu berichten und gleichzeitig zu erfahren, wie andere mit solchen Problematiken umgehen und sie meistern. Somit können mögliche Selbstzweifel, sowie die derzeitige Mut- und Hoffnungslosigkeit, die eine psychische Belastung für den Patienten darstellen, abgelegt und neue Bewältigungsstrategien, sowie Mut und Zuversicht gewonnen werden. Anderseits tritt er aus der derzeitigen Isolation heraus, sodass die soziale Ebene im Rahmen des bio-psycho-sozialen Modells entlastet wird.

Weitere Therapieansätze wie z.B. Physiotherapie, Logopädie, Ergotherapie und KT ergänzen in ihren jeweiligen Schwerpunkten und Methoden die Ebenen des bio-psycho-sozialen Modells. Sie wurden bereits in den vorangegangenen Kapiteln ausführlich erläutert (vgl. 4.4.2 – 4.4.5). Mittels Physiotherapie, Ergotherapie, Logopädie und KT werden Feinmotorik, Muskeln, Bewegungsabläufe, Koordination und Sprache trainiert und verbessert (biologische Ebene). Dadurch kann der Patient Vertrauen in seine Bewegungen und Sprache zurückerlangen, wodurch die Angst vor dem Stürzen und der Befürchtung sich am Telefon nicht ausreichend verständlich machen zu können reduziert wird (psychische Ebene). Dadurch wird Herrn A. auch wieder eine soziale Teilhabe an Aktivitäten wie z.B. dem Telefonieren möglich sein, weil mögliche Versagensängste sein Handeln nicht mehr bestimmen bzw. beeinträchtigen.

Die präsentierten alltagstauglichen Therapiemethoden stellen lediglich eine Handlungsempfehlung dar. Die endgültige Auswahl der Therapiemethode sollte immer beim Patienten liegen. Dies gilt insbesondere für Therapiemöglichkeiten im Rahmen der künstlerischen Therapie. So wäre es ungünstig eine Tangotherapie zu verordnen, wenn seitens des Patienten keinerlei Interesse am Tanzen vorliegt. Das Interesse und die Motivation des Patienten sind maßgeblich für den Erfolg einer Therapie. Dennoch sind Psychotherapie, psychosoziale Betreuung in Form von Selbsthilfegruppen, sowie Logopädie und Physiotherapie für die aktuelle Problematik des Patienten im Fallbeispiel von großer Relevanz und unabdingbar. Mittels der Psychotherapie kann der Patient lernen mit seinen Ängsten umzugehen. Die Selbsthilfegruppe kann hier zusätzlich unterstützend fungieren und dem sozialen Rückzug vorbeugen. Die Logopädie dient der Verbesserung der aktuellen Sprach- und Sprechfähigkeiten und der Befürchtung sich am Telefon nicht ausreichend verständlich machen zu können. Die Physiotherapie hilft bei den vorliegenden Bewegungsstörungen, die die Angst vor dem Stürzen und das Vermeiden jeglicher Aktivitäten begünstigen. Die Ergotherapie und KT können als weitere unterstützende Maßnahmen gesehen werden, die in ihrer Relevanz allerdings den anderen Therapiemöglichkeiten untergeordnet sind.

Bedingt durch die vielschichtige Problematik der MP-Patienten ist die physiotherapeutische Therapie sehr zeitaufwendig. Insbesondere wenn bereits deutliche Bewegungsstörungen mit hoher Sturzgefährdung vorliegen, so wie es bei Herrn A. der Fall ist, ist ein Training mit hohen Wiederholungszahlen elementar (DGN, 2016, S. 62). Dies lässt sich allerdings mit den Vorgaben des gültigen Heilmittelkatalogs nicht vereinbaren (vgl. 4.4.4). So ist es wichtig, dass Herr A. auch außerhalb der von den Krankenkassen übernommene Therapie weiterhin im privaten Umfeld trainiert und übt. Im Rahmen einer Selbsthilfegruppe hat Herr A. die Möglichkeit Trainingspartner zu finden.

6. Fazit

Wie in der Diskussion dargestellt, basiert die bisherige Behandlung des Herrn A. im Rahmen des bio-psycho-sozialen-Modells lediglich auf der biologischen Ebene (medikamentöse Therapie + Physiotherapie). Die psychischen und sozialen Komponenten werden nicht abgedeckt, obwohl hier bereits starke Beeinträchtigungen vorliegen (vgl. 5). Um den weiteren Krankheitsverlauf in seiner Schnelligkeit zu verlangsamen und die Lebensqualität, sowie die Selbstständigkeit des Patienten bestmöglich aufrecht zu erhalten, sollten diese Bereiche mittels der vorgestellten Behandlungsmöglichkeiten (Psychotherapie, Selbsthilfegruppen, Logopädie, Ergotherapie, KT) ergänzt werden.

Es ist anzunehmen, dass die einseitige Behandlung im Falle des Herrn A. keine Ausnahme darstellt. So sollte grundsätzlich von Beginn an zum Zeitpunkt der Diagnose ein ganzheitliches Therapieangebot zur Verfügung gestellt werden das die Ebenen des bio-psycho-sozialen-Modells abdeckt. Selbstredend kann z.B. eine Psychotherapie (psychische Ebene) zum Zeitpunkt der Diagnose noch nicht von Nöten sein. Allerdings ist es somit umso wichtiger eine regelmäßige ärztliche Kontrolle im Abstand von drei Monaten durchzuführen, sodass ein möglicher Bedarf des Patienten frühzeitig erkannt wird, bevor sich größere Defizite, wie z.B. eine Angststörung oder ein sozialer Rückzug, entwickeln und sich dies, wie im Falle des Herrn A., auf die anderen Ebenen negativ auswirkt und die Lebensqualität in Folge unnötig beeinträchtigt wird.

Quellenangabe

Böhme, G. (Hrsg.). (2003). *Sprach-, Sprech-, Stimm- und Schluckstörungen. Band 1 (4. Aufl.).* München: Elsevier.

Böhme, G. (2006) *Sprach-, Sprech-, Stimm- und Schluckstörungen. Band 2 (4. Aufl.).* München: Elsevier.

Daniel, St. & Jansen, L. (2018), Grundlagen der Gesundheitspsychologie. 2. Aufl., Studienbrief der SRH Fernhochschule. Riedlingen.

Deutsche Parkinsongesellschaft. (2020). *Hintergrundinformationen Parkinson-Krankheit.* Verfügbar unter https://www.parkinson-gesellschaft.de/die-dpg/morbus-parkinson.html?jjj=1599204201403 [23.08.2020].

DGN. (2016). *Leitlinien für Diagnostik und Therapie in der Neurologie- Idiopathisches Parkinson-Syndrom.* Verfügbar unter https://dgn.org/images/red_leitlinien/LL_2016/PDFs_Download/030010_LL_kurzfassung_ips_2016.pdf [29.07.2020].

DIMDI. (2020). *Kapitel VI Krankheiten des Nervensystems.* Verfügbar unter https://www.dimdi.de/static/de/klassifikationen/icd/icd-10-gm/kode-suche/htmlgm2020/block-g20-g26.htm [12.08.2020].

DocCheck. (2009). *Bewegungsamplitude.* Verfügbar unter https://flexikon.doccheck.com/de/Bewegungsamplitude# [31.08.2020].

DPG. (2019). *Hintergrundinformationen Parkinson-Krankheit.* Verfügbar unter https://www.parkinson-gesellschaft.de/die-dpg/morbus-parkinson.html [03.07.2020].

Eggert, K., Deuschl, G., Oertel, H. & Poewe, W. (2012). Therapie. In W. Oertel, G. Deuschl & W. Poewe (Hrsg.), *Parkinson-Syndrome und andere Bewegungsstörungen* (1. Aufl.) (S. 67-105). http://dx.doi.org/10.1055/b-002-41833 [21.08.2020].

Gehlen,W. & Delank, H. (2010). *Neurologie* (12. Aufl.). Stuttgart: Thieme Verlag.

Hautzinger, M. (2018). Gruppenpsychotherapie mit Älteren. In: B. Strauß & D. Mattke (Hrsg.), *Gruppenpsychotherapie. Lehrbuch für die Praxis* (2. Aufl.). (S. 381-393). Berlin: Springer Verlag GmbH Deutschland.

Jost, W. H. (2017). Medikamentöse Therapie der motorischen Symptome beim Morbus Parkinson. *Der Nervenarzt, 88* (4), 373–382.

Knoll, N., Scholz, U. & Rieckmann, N. (2017). *Einführung Gesundheitspsychologie* (4. Aufl.). München: Ernst Reinhardt Verlag.

Köster, A. & Clarenbach, P. (1998). *Morbus Parkinson – Ein Leben mit Bewegung.* Aachen: Meyer &Meyer.

Leplow, B. (2007). *Parkinson.* Göttingen: Hogrefe.

Leplow, B. & Paetow, K. (2016). Verhaltensmedizin neurologischer Erkrankungen. In: U. Ehlert (Hrsg.), *Verhaltensmedizin* (2. Aufl.) (S. 333-354). Berlin, Heidelberg: Springer Verlag.

Mader, F. H. & Riedl, B. (Hrsg.). (2018). *Allgemeinmedizin und Praxis*. Berlin, Heidelberg: Springer Berlin Heidelberg.

Mallien, G., Schroeteler, F.E. & Ebersbach, G. (2017).Amplitudenorientierte Therapie beim idiopathischen Parkinson-Syndrom: LSVT LOUD und LSVT BIG. *Neurologie und Rehabilitation, 23* (2), 144-152.

Max-Planck-Institut für Psychiatrie. (o.J). *Parkinson-Krankheit.* Verfügbar unter https://www.psych.mpg.de/847793/parkinson [15.7.2020].

Medical Tribune (o.J.). *Parkinson-Syndrom.* Verfügbar unter https://www.medical-tribune.de/medizin-und-forschung/krankheitsbild/neurologie/parkinson-syndrom/ [28.08.2020].

Meisner, M. (2010). *Das Sprechen im Alltag bei Parkinson. Sprechen Schlucken Konzentrieren Übungsmaterialien & Informationen für Patienten und Interessierte mit Übungs-CD.* Offenbach am Main: Meisner Michaels.

Nebel, A. & Deuschl, G. (2008). *Dysarthrie und Dysphagie bei Morbus Parkinson.* Stuttgart: Georg Thieme Verlag.

Neurologienetz (o.J.). *UPDRS (Unified Parkinson´s Disease Rating Scale).* Verfügbar unter https://neurologienetz.de/fachliches/skalen-scores/updrs-unified-parkinsons-disease-rating-scale [31.08.2020].

Parkinson Aktuell. (o.J.). *LSVT Training bei Morbus Parkinson.* Verfügbar unter https://www.parkinson-aktuell.de/behandlung-von-parkinson/nicht-medikamentoese-behandlung-bei-parkinson/lsvt-training-bei-parkinson [31.08.2020].

Parkinson Aktuell. (o.J.). *Morbus Parkinson Selbsthilfegruppe.* Verfügbar unter https://www.parkinson-aktuell.de/leben-mit-parkinson/parkinson-selbsthilfegruppe [31.08.2020].

Paula, J. (2014), Klinische Medizin - Diagnostik und Therapie. 1. Aufl., Studienbrief der SRH Fernhochschule. Riedlingen.

Pohl, P.; Brüggemeier, M. (2013): *Ergotherapie bei Morbus Parkinson* (2. überarb. Aufl.). Idstein: Schulz-Kirchner.

Prosiegel, M. & Weber, S. (2013). *Dysphagie-Praxiswissen* (2. Aufl.). Berlin, Heidelberg: Springer.

Schneider, E. (2017). *Diagnostik und Therapie des Morbus Parkinson* (2. Aufl.). Berlin, New York: De Gruyter.

Schwarz, M. (2018). Bewegungsstörungen. In F. Block (Hrsg.), *Praxisbuch neurologische Pharmakotherapie* (3. Aufl.) (S. 153-238). Berlin: Springer-Verlag GmbH Deutschland.

Straube, A. (2018). Parkinson-Syndrom. In C. Reimers, A. Straube & K. Völker (Hrsg.), *Patienteninformationen Sport in der Neurologie – Empfehlungen für Ärzte* (S. 33-38). Berlin, Heidelberg: Springer Berlin Heidelberg. https://doi.org/10.1007/978-3-662-56539-1 [19.08.2020].

Thümler, R. & Thümler, B. H. (Hrsg.). (2016). *Parkinson. 200 Experten-Antworten auf die wichtigsten Fragen* (4. Auflage). Stuttgart: TRIAS.

Volc, D. (2017). Diagnostik und Therapie des Morbus Parkinson. *psychopraxis. neuropraxis, 20* (1), 47–48. https://doi.org/10.1007/s00739-016-0373-3 [28.08.2020].

Zeyfang, A. (2018). Der Patient mit Parkinson. In A. Zeyfang, M. Denkinger & U. Hagg-Grün (Hrsg.), *Basiswissen Medizin des Alterns und des alten Menschen* (Springer-Lehrbuch, S. 145–153). Berlin, Heidelberg: Springer Berlin Heidelberg.

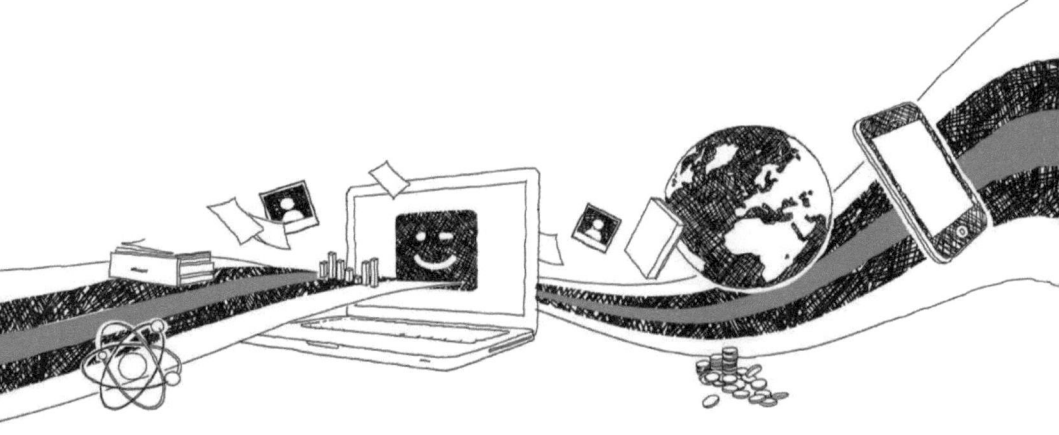
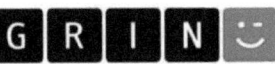